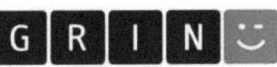

Selbstmanagement im Fernstudium. Storytelling und Foliengestaltung in Präsentationen sowie das Setzen von Prioritäten

GRIN

Bibliografische Information der Deutschen Nationalbibliothek:

Die Deutsche Nationalbibliothek verzeichnet diese Publikation in der Deutschen Nationalbibliografie; detaillierte bibliografische Daten sind im Internet über http://dnb.d-nb.de abrufbar.

ISBN: 9783346685308
Dieses Buch ist auch als E-Book erhältlich.

Druck und Bindung: Books on Demand GmbH, Norderstedt Germany
Gedruckt auf säurefreiem Papier aus verantwortungsvollen Quellen

Das vorliegende Werk wurde sorgfältig erarbeitet. Dennoch übernehmen Autoren und Verlag für die Richtigkeit von Angaben, Hinweisen, Links und Ratschlägen sowie eventuelle Druckfehler keine Haftung.

Das Buch bei GRIN: https://www.grin.com/document/1243472

Einsendeaufgabe

Prüfungsleistung vorgelegt im Prüfungssekretariat der SRH Fernhochschule am 14.03.2022

in dem Modul

Selbstmanagement

Inhaltsverzeichnis

Abbildungsverzeichnis

1. Wirkung des Storytellings in Präsentationen

1.1 Storytelling Begriffsdefinition

„Storytelling erweist sich derzeit als eine der erfolgversprechendsten Techniken dieser neuen Welt".[1] Unter Storytelling versteht man das Überliefern von Geschichten in mündlicher und schriftlicher Form. Allgemein ist Storytelling als die Wiedergabe von Handlungen und Ereignissen definiert.[2] Zudem beschreibt eine Story Charaktere, die handeln. Man schaut sich eine Situation auf der Ebene der beteiligten Personen an und so erhält man schließlich ein klares Bild der Situation im Kopf.[3] Inhalte werden in Geschichten verpackt und auf diesem Weg werden Emotionen bei den Zuhörern geweckt. Außerdem werden die Informationen so attraktiv aufbereitet, dass diese in den Köpfen der Zuhörer ankommen und dortbleiben.[4]

Wenn wir eine Geschichte erzählt bekommen, fühlen wir uns, als wären mitten im Geschehen. Die Gefühle, die der Protagonist der Geschichte fühlt, übertragen sich auf den Zuhörer, weshalb dieser automatisch ein hohes Einfühlungsvermögen aufweist. Dadurch, dass wir uns in das Verhalten und die Gefühle der Protagonisten hineinversetzen und die Handlungsstränge in unserem Gedächtnis bleiben, lässt sich die Schlussfolgerung ziehen, dass wir aus Geschichten lernen können. Diesen Prozess nennt man Beobachtungslernen. [5]

Es gibt zum einen das sogenannte „journalistische Storytelling", welches das Ziel hat, Nachrichten zu vermitteln. Auf der anderen Seite steht das „Corporate Storytelling", welches den Zuschauern helfen soll, sich mit einem unbekannten System, wie zum Beispiel ein neues Unternehmen oder eine Marke, zu identifizieren. Das Storytelling als rhetorische Technik setzt sowohl auf den Nachrichtenwert als auch auf die Emotionalität. [6] Bereits früher gehörte es zu einer wichtigen kulturellen Handlung, Geschehnisse mündlich weiterzugeben.[7] Selbst bei den alten Griechen in den Jahren 384-322 v.Chr. war die Rhetorik ein wichtiger Bestandteil des Alltags. Diese definierten drei Elemente einer guten Rede, welche aber auch für Geschichten gelten: Zum einen muss die Geschichte Glaubwürdigkeit und einen vertrauenswürdigen Charakter besitzen. Zum anderen wirken gute Geschichten emotional und lösen Gefühle bei dem Hörer aus. Des Weiteren folgen diese einer Struktur und verknüpfen Fakten und Daten in einem

---

[1] Vgl. Sammer (2014), S.10
[2] Vgl. Sammer (2014), S.26-27
[3] Vgl. Grytzmann/Lexa (2021), S.55
[4] https://www.onlinemarketing-praxis.de/glossar/storytelling
[5] Vgl. Arenberg (2015), S. 77
[6] Vgl. Sammer (2014), S. 39
[7] Vgl. Arenberg (2015), S. 75

logischen Zusammenhang, damit der Zuhörer die Fakten besser versteht und sich gut merken kann.[8]

1.2 Storytelling in Präsentationen

Wie bereits erwähnt, schafft man beim Erzählen einer Geschichte klare Bilder in den Köpfen der Zuhörer. Genau dieser Punkt ist essenziell, wenn man Storytelling in Präsentationen nutzt. Wenn man Geschichten in seinen Präsentationen einbaut und somit klare Bilder in den Köpfen der Zuhörer schafft, hebt man sich ebenfalls automatisch von den Konkurrenten ab. Das Publikum einer Präsentation kann immer unterschiedlich sein und das Ziel der Präsentation immer ein anderes. Angenommen, man hält im Namen seines Unternehmens eine Präsentation vor Geschäftsleuten anderer Unternehmen und möchte von seinem Produkt, Projekt oder ähnliches überzeugen, dann schafft man es mithilfe von Storytelling aufzufallen und somit im Gedächtnis der Zuhörer zu bleiben sowie besser als die Konkurrenten rüberzukommen. Das primäre Ziel einer Präsentation ist, dass die Daten und Fakten im Gedächtnis der Teilnehmer gespeichert werden und die Zuhörer sich die Informationen merken. Damit Informationen besser gespeichert werden, müssen Informationen wiederholt werden. In Präsentationen können demnach Kernbotschaften wiederholt werden, damit diese in den Köpfen der Zuhörer bleiben.[9] Wie zuvor erwähnt, hat das Storytelling ebenfalls das Ziel, die Elemente der Geschichte so zu verpacken, dass diese in den Köpfen der Zuhörer gefestigt bleiben. Demnach ist die Schlussfolgerung zu ziehen, dass das Einbringen von Geschichten in Präsentationen sich eignet, um die Kernbotschaften der Präsentation im Gedächtnis der Zuhörer zu festigen.

Unter Storytelling in Präsentationen versteht man das Einbringen von Anekdoten oder Kurzgeschichten in seinen Vortrag.[10] Es gibt verschiedene Arten von Geschichten, die man nutzen kann, um diese in seiner Präsentation einzubauen. Beispielsweise kann man eine Erinnerung aus der Kindheit, der Schulzeit oder dem Studium, die einem bei dem Erstellen der Präsentation in den Sinn gekommen ist, einbringen. Anderenfalls lässt sich auch über eine Situation berichten, die das vorliegende Problem, welches thematisiert wird, veranschaulicht und beschreibt, damit die Zuhörer ein besseres Verständnis haben. Persönliche Ereignisse, Geschichten anderer sowie Gleichnisse und Mythen machen die Präsentation emotionaler, interessanter und noch viel wichtiger, besser zu merken. Das Storytelling erweist sich unter den Stilmitteln als eines der

---

[8] Vgl. Sammer (2014), S.22
[9] Vgl. Arenberg (2015), S. 78
[10] Vgl. Sammer (2014), S.38

erfolgreichsten Mittel. Die Anekdote oder Kurzgeschichte, die man in die Präsentation einbaut, wird vielen Zuhörern in Erinnerung bleiben. [11] Es ist wichtig, sich vor dem Erzählen zu überlegen, welche Ereignisse und Handlungsstränge relevant sind und was der Geschichte einen logischen Zusammenhang gibt. Außerdem soll man sich überlegen, was die Geschichte spannend und unterhaltsam macht, damit man die Aufmerksamkeit des Publikums bekommt und auch beibehält. Zuallerletzt ist entscheidend, dass man sich überlegt, wie die Geschichte einprägsam und weitererzählbar wird. Die zuvor genannten Aspekte werden als die entscheidenden Bausteine einer Story bezeichnet und sind die Kernfragen für die Story eines jeden Schriftstellers, Drehbuchautors und Storytellers. [12]

Das Storytelling in Präsentationen wirkt insgesamt wie ein Wach- und Muntermacher. [13] Der Vorteil des Storytellings in einer Präsentation ist, dass die Sachverhalte auf Menschen oder auch auf Unternehmen übertragen werden können und sich die Menschen so in die Lage versetzen können. Das hat außerdem zur Folge, dass der Zuhörer weiß, wie bestimmte Sachverhalte das Leben eines Menschen oder die Entwicklung eines Unternehmens haben kann. [14] Allgemein ist demnach festzuhalten, dass eine Präsentation nicht langweilig gestaltet werden soll, sondern klare Bilder enthält, welche in den Köpfen der Zuhörer erschaffen werden. Das hat die Folge, dass das Publikum die Elemente der Präsentation im Gedächtnis speichert und aus den Geschichten Schlussfolgerungen zieht. Ganz egal, ob man seine Präsentation vor Geschäftspartnern oder Kunden hält, Storytelling kann in beiden Fällen hilfreich sein, um seine Gegenüber zu überzeugen. Es ist wichtig greifbaren Nutzen zu präsentieren, um so klare Bilder in den Köpfen der Zuhörer zu erzeugen. Im Anschluss soll auf ein klares Problem zurückgeführt werden, welches die Charaktere der Geschichte durchleben, um anschließend die Lösung darlegen zu können. [15]

Das Halten einer Präsentation kann verschiedene Intentionen und Ziele haben. Unter anderem kann eine Präsentation im Geschäftsleben vorgetragen werden, um beispielsweise andere Unternehmen und Geschäftsleute zu überzeugen. Ein Beispiel ist das Storytelling im Vertrieb, was bedeutet, dass das Angebot, um welches es sich bei der Story handelt, aus der Perspektive der Stakeholder und Mitarbeiter vorgestellt wird, um bei der anderen Partei, welche man überzeugen möchte, klare Bilder in den Köpfen

---

[11] Vgl. Sammer (2014), S.38 f.
[12] Vgl. Sammer (2014), S.44
[13] Vgl. Sammer (2014), S. 39
[14] Vgl. Hüttmann (2018), S.27f.
[15] Vgl. Grytzmann/Lexa (2021), S. 57

zu schaffen.[16] Somit ist festzuhalten, dass es keine Rolle spielt, vor welchem Publikum und mit welchem Ziel man die Präsentation hält, da es in jedem Fall darum geht, klare Bilder in den Köpfen zu erzeugen sowie die Informationen im Gedächtnis der Zuhörer zu festigen. Beim Vertriebs-Storytelling ist es essenziell seine Präsentation mithilfe des Storytellings so zu gestalten, dass man sich von allen anderen Vertrieblern abhebt, damit die Inhalte seiner eigenen Präsentation im Gedächtnis der Zuhörer gespeichert bleiben. Das hat zur Folge, dass man heraussticht und die Geschäftsleute sich an die Präsentation erinnern und diese am positivsten in Erinnerung haben. Des Weiteren sollen nur Inhalte übermittelt werden, die für die Stakeholder und Mitarbeiter des anderen Unternehmens wichtig sind, weil diese sich ansonsten die Frage stellen würden, was sie mit der Information anfangen sollen und das ist genau das, was man nicht möchte.[17] Mit nur wenigen Schritten kann es gelingen dies zu erreichen. Man muss den Zuhörer explizit ansprechen, Beispiele liefern und die Story aus der Perspektive der teilhabenden Personen erzählen. So erreicht man das Einfühlungsvermögen der Zuhörer und man hat bestenfalls das erreicht, was man mit der Präsentation und dem Storytelling in der Präsentation erreichen wollte. [18] Doch nicht nur die Inhalte der Story sind wichtig, sondern auch die Art und Weise wie interagiert und die Story erzählt wird. Man sollte auch beim Vertriebs-Storytelling mit dem Kunden interagieren wie beispielsweise ihm Fragen zu stellen. Das hat den Effekt, dass der Kunde sich eingebunden fühlt und etwas zum Inhalt beitragen kann.[19]

Im Geschäftsleben hat Kommunikation eine hohe Bedeutung und die Funktion andere Menschen zu überzeugen. Das Erzählen von Geschichten ist effizient und bietet einen objektiven Mehrwert, da der Erzähler und der Zuhörer ihre Aufmerksamkeit demselben Thema widmen. [20]

Der Grund, weshalb Storytelling funktioniert ist, dass der Zuhörer vorrausschauend denkt und die weitere Handlung somit in seinen Gedanken vorwegnimmt. Dadurch, dass viele unterschiedliche Gehirnareale angesprochen werden, bleiben die Informationen, welche mit Geschichten gekoppelt sind, besser im Gedächtnis. Des Weiteren haben Geschichten eine Struktur, bestehend aus Folge und Ablauf, weswegen es uns leichtfällt, einer Erzählung zu folgen. Demnach ist festzuhalten, dass es wichtig ist, seiner Geschichte eine Struktur zu verleihen, damit die erzählten Elemente in den Köpfen der Zuhörer gefestigt bleiben.

---

[16] Vgl. Grytzmann (2020), S.XV
[17] Vgl. ebd. (2020), S. 2 f.
[18] Vgl. ebd. (2020), S. 5
[19] Vgl. ebd. (2020), S. 68 f.
[20] Vgl. Sammer (2014), S.5 ff.

Eine Studie, welche von Prof. Dr. Dr. Manfred Spitzer auf dem Neuromarketing Kongress vorgestellt wurde, besagt, dass das Hören von Geschichten unser Gehirn aktiviert und zudem auch andere Bereiche des Körpers, welche zur Interpretation helfen, genutzt werden. Damit sind der Geruchssinn sowie der Geschmackssinn gemeint. Aus dem Grund können wir Geschichten, welche uns erzählt werden, erleben als hätten wir sie selbst erlebt.[21]

2. Foliengestaltung mit PowerPoint

2.1 Folie Work-Life-Balance

Abbildung 1:	PowerPoint Folie
Quelle:	Eigene Gestaltung

Die PowerPoint-Folie wurde nach verschiedenen Regeln und Prinzipien erstellt, auf die geachtet werden sollte, wenn man eine Präsentation vorbereitet.

2.2 Präsentationstypen

Zuerst sollte man sich überlegen, welches Ziel die Präsentation verfolgt. Hierbei unterscheidet man zwischen zwei Präsentationstypen. Bei den Überzeugungspräsentationen geht es darum, Zuhörer zu überzeugen, für etwas zu werben oder eine Meinung zu bilden. Es kann sich hierbei sowohl um ein neutrales

---

[21] Vgl. Sammer (2014), S.30-31

Publikum als auch um ein voreingenommenes Publikum handeln. Bei einer Informationspräsentation geht es stets darum, Informationen zu vermitteln. [22]

2.3 Prinzipien und Regeln der Foliengestaltung

Es kommt auf verschiedene Aspekte an, welche zu einer optimalen PowerPoint-Folie beitragen. Das Ziel der Visualisierung ist der Transport und die Verdeutlichung von inhaltlichen Botschaften sowie die Unterstützung des gesprochenen Worts. Bei der Gestaltung eines ansprechenden Layouts fängt das Erstellen einer Folie an. Zuerst kommt es darauf an, ob die Präsentation im Namen eines Unternehmens gehalten wird oder ob man die Präsentation als Freiberufler hält und als unabhängige Person agiert. Sollte man die Präsentation im Namen eines Unternehmens halten, gibt es meistens bestimmte Auflagen, an die man sich halten muss. Als Freiberufler stehen mehrere Möglichkeiten zur Verfügung und es kann selbst entschieden werden, wie man das Layout wählt. Nichtsdestotrotz sollte man bei der Gestaltung des Layouts auf ein Minimum reduzieren, da dies sonst eher unseriös wirkt. Das Layout sollte immer nur ein Mittel zum Zweck sein und niemals von sich aus Aufmerksamkeit fordern. Das einzige Ziel ist es, dass die Folieninhalte ohne Probleme aufgenommen werden.[23]

Der zweite wichtige Anhaltspunkt für eine PowerPoint Folie ist die Überschrift. Diese ist schließlich das erste, das man auf der Folie lesen wird. Man sollte die Kernaussage der Folie zu einem sogenannten „Action Title" zusammenfassen und diese sollte in einem vollständigen Mini-Satz wiedergegeben werden. Dies scheint für manche verwundernd, allerdings ist diese Idee eine Grundlage einer guten Präsentation, da der Zuschauer auf den ersten Blick die Aussage der Folie sieht und sich damit auseinandersetzt. So wird ausgeschlossen, dass der Zuschauer sich mühselig den Zusammenhang des Titels und des Folieninhalts erschließen muss.[24]

Die Schriftart sowie die Schriftgröße sind zu beachten. Dabei kommt es zuerst darauf an, wie groß und wie belichtet der Raum ist. Es sollen gebräuchliche Schrifttypen wie Arial verwendet werden, da diese klar und aufgeräumt wirkt[25]und die Schrift soll nur bei Hervorhebungen kursiv oder fett sein. Als Schriftgröße soll mindestens 16 gewählt werden und bei Überschriften mindestens die Größe 20. Schwarz ist als Schriftfarbe zu bevorzugen und um Informationen hervorzuheben, können Farben genutzt werden. Der Text soll kurzgefasst werden und Stichworte werden bevorzugt, da es für die Zuhörer schwer ist, lange Sätze zu lesen und gleichzeitig dem Gesprochenen zu folgen.

---

[22] Vgl. Jenny, (2009), S. 80 f.
[23] Vgl. Hüttmann (2018) S. 20 f.
[24] Vgl. ebd. (2018), S.21 f.
[25] Vgl. Förstermann und Löffler (2020), S.6

Außerdem soll nur ein Gedanke in einem Punkt genannt werden. Wichtig ist, dass man auf die Einheitlichkeit achtet und bei einer Schriftart sowie Schriftgröße bleibt. [26]

Ein weiterer Aspekt ist die Farbgestaltung. Farben können verwendet werden, um bestimmte Inhalte zu strukturieren oder wichtige Punkte hervorzuheben. Außerdem wird durch die Farbgestaltung die Aufnahme der Informationen erleichtert und die Botschaft der Information kommt besser bei den Zuhörern im Gedächtnis an. Ebenso wird durch Farbgebung auch Monotonie und Eintönigkeit vermieden und die Präsentation wirkt abwechslungsreicher. Allerdings sollte man sich bei der Farbgestaltung auf ein Minimum reduzieren, da es sonst unseriös und nicht wissenschaftlich wirken kann. [27] Des Weiteren können Farben unsere Gefühle und unsere Stimmung beeinflussen.[28] Die gewählten Farbkombinationen sollten gängig sein, wie zum Beispiel schwarze oder blaue Schrift auf weißem Hintergrund. Möchte man etwas hervorheben, eignet sich die Farbe Rot. Außerdem sollte man darauf achten, dass man nicht mehr als drei oder vier verschiedene Farben pro Folie verwendet, da dies die Zuhörer verwirren kann. Wählt man eine geringe Menge an verschiedenen Farben und arbeitet minimalistisch, so sorgen Farben für Ordnung und Übersichtlichkeit. Des Weiteren sollte man darauf achten, dass eindeutige Farben verwendet werden sollten und dass auch der Hintergrund bei der Farbauswahl eine große Rolle spielt. Zum Beispiel sollte man keine helle Farbe auf einem hellen Hintergrund verwenden.[29] Außerdem muss beachtet werden, dass ungefähr 8% der Bevölkerung eine Rot-Grün Schwäche hat und die beiden Farben nicht unterscheiden können. Abgesehen davon, wird das Auge von der Kombination von Komplementärfarben gereizt, weswegen dies auch vermieden werden sollte. [30]

Außerdem sollte zum Darstellen der Stichworte sogenannte Gliederungspunkte verwendet werden. Dies erleichtert die Zurechtfindung des Zuhörers in der Präsentation. Die Verwendung von Bildern ist ebenfalls hilfreich. Ein Bild kann viel aussagen und oft eine höhere Aussagekraft haben als viel Text und lange Erklärungen. Allerdings sollte man nur ein Bild wählen, welches zu 100% zu dem Inhalt passt, da es ansonsten eher schadet, anstatt etwas zu nützen. Ebenso lassen sich Grafiken besser in den Köpfen festigen als viel Text. Insgesamt haben Visualisierungen die Eigenschaft, dass sie den Lernwert erhöhen und durch Visualisierungen das wiedergegebene besser behalten werden kann. Nichtsdestotrotz sollte man darauf achten, dass man den Zuschauern die Möglichkeit gibt, die Folie mindestens 2 bis 3 Minuten zu sehen, damit diese überhaupt

---

[26] Vgl. Renz (2013), S. 109
[27] Vgl. ebd. (2013), S.110 f.
[28] Vgl. ebd. (2013), S.111
[29] Vgl. ebd. (2013), S.113
[30] Vgl. Förstermann und Löffler (2020), S.8

verinnerlicht werden können. Des Weiteren sollte man darauf achten, dass der Einsatz von zu vielen Folien kontraproduktiv wirkt und die Informationen nicht gespeichert werden. [31]

2.4 Inhaltliche Prinzipien und Regeln der Foliengestaltung

Nicht nur das Layout und Formalitäten sind zu beachten, sondern auch die Gestaltung des Inhaltes, da man seine Zuhörer nicht langweilen möchte. Man stellt sich zuerst die Frage, was man überhaupt erzählen möchte und was man den Zuhörern vermitteln möchte. Wichtig ist ebenfalls, dass man eine klare Botschaft formuliert. Ebenso wichtig ist es, seine Präsentation dem Publikum anzupassen. Außerdem müssen die präsentierten Inhalte glaubwürdig sein und sollten belegt werden, da dies für Autorität sorgt. Die Botschaft sollte anhand von Daten, Schaubildern, Fotos oder auch Tabellen dokumentiert werden. Man sollte genügend Informationen und Daten einbauen, da man das Publikum mit zu wenig Informationen langweilt.[32]

Des Weiteren sollte die Präsentation über eine Gliederung verfügen, die aus Einleitung und Inhaltsverzeichnis, Hauptteil sowie Fazit und Ausblick besteht. [33]
Spiegelstriche sind bei der Aufzählung der Punkte zu empfehlen. Die Verwendung von Pfeilen könnte ebenfalls hilfreich sein, da dies den Zuhörern helfen könnte Inhalte und Zusammenhänge besser zu verstehen. [34]
Auch Schaubilder können helfen, Zusammenhänge und Inhalte besser zu verstehen. Menschen können nämlich durch Schaubilder wesentlich einfacher Zusammenhänge erfassen, als wenn sie nur einer wörtlichen Erzählung folgen würden. Beispielsweise könnten Balkendiagramme hervorragend für die Darstellung von Zahlenrelationen genutzt werden, da so die Relation und der Zusammenhang der einzelnen Balken gut deutlich wird. [35]

---

[31] https://dbs-lin.ruhr-uni-bochum.de/lehreladen/die-lehrenden-im-fokus/praesentation/tipps-und-hinweise-zum-praesentieren-mit-powerpoint/
[32] Vgl. Förstermann und Löffler (2020), S.1-2
[33] Vgl. ebd. (2020), S.4
[34] Vgl. ebd. (2020), S.7
[35] Vgl. ebd. (2020), S. 9

3. Prioritäten setzen im Selbstmanagement

3.1 Selbstmanagement Hinführung zum Thema

Selbstmanagement ist ein wichtiger Bestandteil im Leben. Dabei ist es wichtig, seine vorhandenen Ressourcen und Stärken gezielt einzusetzen, um seinen Zielen und Anforderungen gerecht zu werden. Das gilt sowohl für das berufliche Leben als auch für das private Leben. Da die beiden Bereiche eng miteinander verbunden sind, ist es wichtig, einen Einklang zwischen den Bereichen zu finden und eine Balance zu schaffen. [36]

Die Definition des Selbstmanagements nach Kehr ist die Fähigkeit, einen Einklang zwischen persönlichen Zielen und Werten zu schaffen und so seine Ziele zu erreichen sowie Zufriedenheit zu erleben. Außerdem wird dabei eine Einheit von dem Kopf, also seinen Zielen, und dem Bauch, also seinen Werten und Motiven geschaffen. [37]

Die Freiheit sowie der Wille Leistungen zu erbringen, bilden die Voraussetzung für das Selbstmanagement und sollten nicht unterschätzt werden. Ohne diese beiden Aspekte ist Selbstmanagement nicht möglich. Häufig nehmen sich Menschen etwas vor, allerdings agieren sie dann nicht weiter. Beispielsweise wollen viele Menschen mehr Zeit für die Familie oder weniger arbeiten, allerdings äußern sie dies nur und ändern nichts an ihrem Alltag. Der Grund dazu ist häufig, dass den Menschen die Freiheit dazu fehlt, etwas am Verhalten zu ändern. Die Freiheit ist sowohl auf das Berufsleben als auch auf das private Leben zu beziehen. [38]

Fähigkeiten, Kompetenzen sowie Kenntnisse sind erforderlich, um Selbstmanagement überhaupt betreiben zu können. Man sollte Probleme lösen, Ziele finden und wirksam definieren und Werte klären. Außerdem sollte man die Aspekte Selbstbeobachtung sowie Selbstwahrnehmung, Selbstregulation und Stressbewältigung in den Vordergrund stellen. [39]

3.2 Zeitmanagement Hinführung zum Thema

Zeitmanagement wird häufig als Unterkategorie des Selbstmanagements gesehen. Die Trennung der Berufswelt und dem Privatleben ist nur schwer möglich, da sie eine Abhängigkeit aufweisen. Demnach gehen das Zeit- und das Selbstmanagement miteinander einher. [40]

---

[36] Vgl. Weisweiler et al. (2013) S.57 f.
[37] Vgl. Weisweiler et al. (2013) S.57 f.
[38] Vgl. Arenberg (2018), S. 32f.
[39] Vgl. Arenberg (2018), S.33
[40] Vgl. Arenberg (2018), S.87

Jeder Mensch nimmt die Zeit unterschiedlich wahr. Es kommt darauf an, wie der Mensch Zeit empfindet und darüber denkt. Selbst beim Ausführen von Tätigkeiten kann Zeit unterschiedlich wahrgenommen werden. In manchen Situationen hat man das Gefühl, die Zeit geht viel zu schnell um, wohingegen man in anderen Situationen das Gefühl hat, dass sich die Zeit zu sehr in die Länge zieht.[41] Ebenso haben Forschungen gezeigt, dass das Zeitempfinden durch unsere Gene, die Umwelt und auch durch die Erziehung geformt werden. [42]

3.3 Rubikon Prozess

Im Hinblick auf die Aufgabenstellung soll in diesem Kapitel die Bedeutung vom Setzen von Prioritäten dargestellt werden und soll mit Hilfe eines Beispiels einer berufstätigen Person, welche ein Fernstudium absolviert und eine Familie hat, verdeutlicht werden. Zuerst werden die theoretischen Grundlagen des Selbstmanagements und erläutert.

Das Hauptproblem im Selbstmanagement ist es, Ziele und Prioritäten festzulegen und zu entscheiden, welche seiner Aufgaben in dem Moment am wichtigsten sind. Es ist nicht einfach, eine Reihenfolge für seine Aufgaben zu finden. Das Rubikon Modell geht von vier verschiedenen aufeinanderfolgenden Aufgaben bei der Verwirklichung von Wünschen aus.[43]

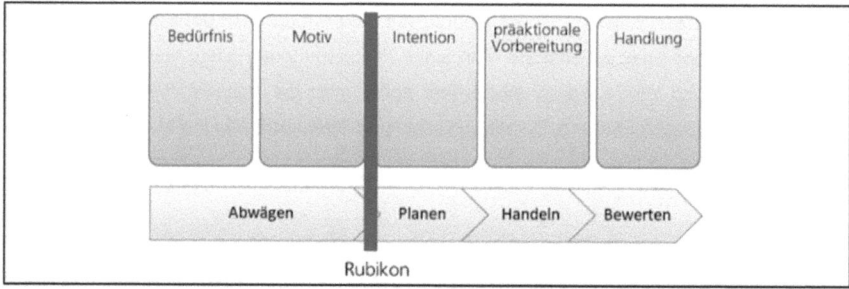

Abbildung 2:   Rubikon Modell

Quelle: Arenberg (2018), S. 47

Das Modell bildet Handlungsphasen ab, welche sich vom Wunsch bis hin zur Erreichung des Ziels ziehen. Insgesamt werden vier Phasen definiert, welche Abwägen, Planen, Handeln sowie Bewerten genannt werden. Diese vier Phasen sind durch drei Übergänge

---

[41] Vgl. Plattner (1990), S.32
[42] Vgl. Klein (2014), Prolog
[43] Vgl. Weisweiler et al. (2013), S.95

verbunden, die als Bildung einer Zielintention, Handlungsintegration und Zielerreichung bezeichnet werden. [44] Dieses Modell wurde von Storch und Krause aufgenommen und erweitert, indem das Bedürfnis noch vor das Motiv gesetzt wurde. [45] Mit dem Bedürfnis, welches den Bereich anzeigt, in dem Wünsche und Bedürfnisse unbewusst sind, beginnt das Rubikon Modell. [46] Darauf folgt das Motiv, welches sich ergibt, nachdem das erste Reifestadium bewältigt worden ist und das Bedürfnis sich verändert hat und schließlich zum Motiv geworden ist. Der Mensch ist in dieser Phase imstande, ein Handlungsziel zu definieren. In dieser Phase kann es zu Ungewissheit kommen, da es Menschen häufig schwer fällt zu priorisieren und abzuwägen, was man zuerst erledigen oder erreichen will oder was für einen persönlich am wichtigsten ist. [47] Wie in Abbildung 1 visualisiert, ist das Motiv die linke Seite vor dem Rubikon und auf der rechten Seite folgt schließlich die Intention. Die Phase der Intention ist im Gegensatz zur Phase des Bedürfnisses mit Wollen gefüllt und dies bildet demnach den wesentlichen Unterschied der beiden Phasen. [48] Nachdem der sogenannte Rubikon überquert wurde, hat sich viel verändert, da der Mensch nun den festen Willen besitzt, etwas zu ändern. In dieser Phase werden Prioritäten gesetzt, auf die der Mensch in seinem Denken, Handeln, in seinen Emotionen und in seinen Wahrnehmungen Rücksicht nehmen muss. Ziele werden in dieser Phase durch die Wünschbarkeit und die Realisierbarkeit charakterisiert.[49] Nichtsdestotrotz häng das Erreichen eines Ziels von der Willenskraft der entsprechenden Person ab. [50] Um die Wünschbarkeit seines Ziels zu steigern, ist es hilfreich, den Nutzen, der mit der Zielerreichung einhergeht zu verdeutlichen und sowohl die positiven als auch die negativen Folgen zu konkretisieren. Die Realisierbarkeit hingegen hängt von dem Grad des eigenen Einflusses der Handlungen auf das Ziel und davon, inwieweit das Ziel überhaupt mithilfe des eigenen Handelns erreicht werden kann, ab. [51] Es folgt die präaktionale Vorbereitung, welche im Rubikon-Prozess eine wichtige Phase darstellt. Die Phase liegt zwischen der Intention und dem Handeln und soll zur Unterstützung dienen, diesen Schritt hinter sich zu bringen. Storch und Krause unterscheiden zwischen drei Wegen, wie man Automatismen ausbildet, da in vielen Fällen noch unzureichend ausgebildete Verhaltensweisen vorliegen. Das Wiederholen, Üben und Trainieren bilden das bewusste Lernen da Handlungen durch das Wiederholen eingeübt werden. Das sogenannte Priming ist auf das unbewusste Lernen abgezielt, da Wahrnehmungen

---

[44] Vgl. Brandstätter et al. (2013), S.114
[45] Vgl. Storch, Krause (2017), S.88
[46] Vgl. edb.(2017), S.90-91
[47] Vgl. ebd. (2017), S.92-93
[48] Vgl. ebd.2017), S.94
[49] Vgl. ebd. (2017), S.97
[50] Vgl Weisweiler et al. (2013) S.95
[51] Vgl. Storch, Krause (2017), S.97

beeinflusst werden, die auf Reize wie Worte oder Situationen folgen. Die letzte Unterscheidung ist die strategische Automatisierung von Plänen, bei der es zwei Unterscheidungen gibt. Beabsichtigungen wie zum Beispiel, dass man drei Mal in der Woche Sport treibt, nennen sie die Zielintention. Ausführungsintentionen hingegen sind sogenannte Wenn-Dann-Pläne, bei denen man sich ausschließlich überlegt, was man macht, wenn eine bestimmte Situation eintritt. Die letzte Phase des Prozesses ist die Handlungsphase. Häufig werden an dieser Stelle die Handlungen, die vorher nur ein Wunsch waren, ausgeführt.[52]

3.4 Zielsetzung

Neben dem Rubikon-Prozess existieren in der Wissenschaft noch weitere Meinungen und Theorien, auf die ebenfalls eingegangen wird.

Um Zielintentionen zu setzen ist die Formulierung von Handlungsabsichten. Dabei sollte man sich sogenannte „wenn-dann" Szenarien überlegen. Bei der Zielsetzung unterscheidet man zudem zwischen kurz-, mittel- und langfristigen Zielen. Ebenfalls werden auch Werte betrachtet, da sie sogenannte „unbewusste Steurer unseres Handelns sind". [53] Man sollte sich dabei verschiedene Fragen beantworten, um seine Prioritäten richtig setzen zu können, da dies die Basis für eine Prioritätensetzung bildet. Dabei macht man sich Gedanken über die Gewichtung seiner Werte in der Gegenwart als auch in der Zukunft, da so Ziele abgeleitet werden können. Wichtig ist, sich zu überlegen, was einem persönlich wichtig ist und was sein Leben lebenswert macht. Außerdem ist die Frage wichtig, was seinem Leben und Arbeiten einen Sinn gibt und worauf man niemals verzichten möchte. Des Weiteren sollte man sich überlegen, mit welchen Wertvorstellungen man aufgewachsen ist und welche Wertvorstellungen man eventuell von einer anderen Person übernommen hat. Zudem ist es empfehlenswert sich zu überlegen, was seine eigenen Werte und Wichtigkeiten im Leben und im Arbeitsleben sind. Wenn man sich dann im Klaren darüber ist, was für sich persönlich wichtig im Leben ist und worauf es ankommt, dann können so Entscheidungen sowie Reihenfolgen und Handlungsprioritäten gesetzt werden. Sollte etwas als sehr wichtig empfunden werden wird eine Person auch viel mehr Zeit und eventuell auch Geld dafür investieren und die Prioritäten klar setzen können. Allerdings gibt es auch Situationen, in denen man beispielsweise zwei wichtige Werte hat, welche im Widerspruch zueinanderstehen. In so einer Situation ist es wichtig zu priorisieren. Hierbei bildet der Fokus auf die Zeit die Basis. Neben der kurz-, mittel- und langfristigen Unterscheidung von Zielen betrachtet

---

[52] Vgl. Storch, Krause (2017), S.100
[53] Vgl. Weisweiler et al. (2013) S.101

man noch die Ressourcen, welche so eingesetzt werden sollen, dass die Zielverfolgung vorangetrieben wird. Es ist immer wichtig, dass man darauf achtet, den Fokus nicht auf die Defizite zu lenken und sich nicht die Frage zu stellen, was nicht geht oder was man nicht beeinflussen kann. Dies spart Zeit und wirkt motivierend, da die Ziele in der Zukunft liegen und somit beeinflussbar sind. [54]

Die Ziele, die man formuliert sollten „SMART" formuliert sein. SMART ist ein Akronym und steht für spezifisch, messbar, attraktiv, realistisch und terminiert. Das Wort spezifisch ist so zu interpretieren, dass die entsprechende Zielformulierung klar und deutlich sein sollen. Dann sollen Kriterien festgelegt werden, an denen die Zielerreichung gemessen werden kann. Dies könnten quantitative Kriterien wie Stückzahlen und Zeiteinheiten oder auch qualitative Kriterien wie ein erfolgreicher Abschluss sein. [55] Das „a" wird allerdings immer unterschiedlich interpretiert. Es könnte auch für akzeptieren stehen, was bedeutet, dass die jeweilige Person das Ziel akzeptiert und sich daran bindet. [56] Zudem sollte das Ziel realistisch und auf jeden Fall erreichbar sein. Außerdem sollten Ziele an einen Termin gebunden sein, an dem man das Ziel erreicht haben möchte. [57]

3.5 Prioritätensetzung

Bezüglich der Prioritätensetzung werden verschiedene Techniken und Methoden angewandt, wie das Pareto-Prinzip, die ABC-Analyse, das Eisenhower-Prinzip als auch die sogenannte ALPEN-Methode. Die Methoden lassen sich gut kombinieren und im Alltag einsetzen.

Die besagte ABC-Analyse beinhaltet die Einteilung von Aufgaben in unterschiedliche Klassen. Man stellt sich die Fragen wie wichtig eine bestimmte Aufgabe zum Erreichen der eigenen Ziele ist und wie hoch der Zeitaufwand für diese Aufgabe wäre. Für die wichtigeren Aufgaben sollte mehr Zeit zur Verfügung stehen. [58]

Beim Eisenhower-Prinzip werden die Tätigkeiten der Dringlichkeit und Wichtigkeit bewertet.

Die folgende Darstellung veranschaulicht das Prinzip.

---

[54] Vgl. Weisweiler et al. (2013) S.101 - 103
[55] https://kommunalwiki.boell.de/index.php/SMART-Ziele
[56] https://www.weka.ch/themen/fuehrung-kompetenzen/mitarbeiterfuehrung/qualifikation-und-ziele/article/ziele-formulieren-mit-der-smart-formel-klare-ziele-formulieren/
[57] https://kommunalwiki.boell.de/index.php/SMART-Ziele
[58] Vgl. Arenberg (2018), S. 92-94

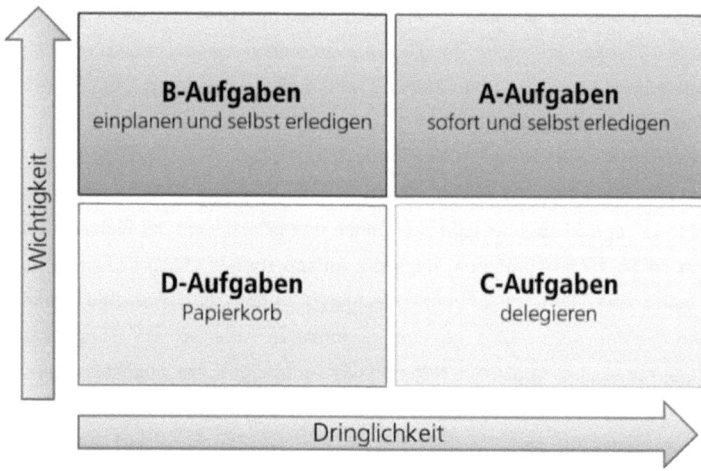

Abbildung 3:   Eisenhower-Prinzip

Quelle: Arenberg (2018) S.95

Die A-Aufgaben sind für die Zielerreichung am wichtigsten und sollten daher sofort erledigt werden. B-Aufgaben sind zwar wichtig, allerdings nicht dringend und daher nicht sofort zu erledigen. Die C-Aufgaben hingegen haben eine geringere Wichtigkeit, dafür aber eine hohe Dringlichkeit, weswegen hier delegiert werden soll. Die D-Aufgaben sind weder wichtig noch dringend, weswegen diese ignoriert werden können.[59]

Für visuelle Typen eignet sich die ALPEN-Methode, da diese schriftlich angewendet wird. Das Wort Alpen ist ein Akronym und bedeutet Aufgaben aufschreiben, Länge der einzelnen Aufgaben abschätzen, Pufferzeiten einplanen, Entscheidungen über Prioritäten treffen und Nachkontrolle, bei der man kontrolliert, was an Aufgaben noch für die nächsten Tage über ist.[60]

Einen weiteren wichtigen Aspekt im Selbst- und Zeitmanagement bildet der Begriff Work-Life-Balance. Dieser Begriff steht für das Vereinen von Arbeits- und Privatleben, mit unterschiedlichen zeitlichen Vorgaben und Herausforderungen für das Planen.[61]

Laut Spiegl sei die Work-Life-Balance ein wichtiger Punkt für Mütter mit Führungspositionen. Es ist wichtig, sich Zeit für sich selbst zu nehmen, um den nötigen Anforderungen im Beruf sowie der Familie gerecht werden zu können. Ebenfalls bedarf es an sehr viel Disziplin sowie einer positiven Einstellung und Motivation, damit man die

---

[59] Vgl. Arenberg (2018), S.96
[60] Vgl. Arenberg (2018), S.96-97
[61] Vgl. Weisweiler et al. (2013), S.13

Freude an seinen Tätigkeiten nicht verliert. Struktur und Planung sind enorm wichtig, weswegen häufig jedes einzelne Detail im Leben der Kinder geplant werden muss. Da häufig auch etwas dazwischenkommen kann, was nicht geplant war, sollten Mütter in Führungsposition eine gewisse Spontanität aufweisen. [62]

Laut Greenhouse und Beutell kann es zu bestimmten Rollenkonflikten kommen, die sich überlappen können. Zum einen kann es zu einem zeitbasierten Rollenkonflikt kommen, bei dem die zeitlichen Anforderungen der einen Rolle, beispielsweise dem Beruf, so hoch sind, dass ein Elternteil den Zeitanforderungen der anderen Rolle, zum Beispiel der Familie, nicht mehr gerecht werden kann. Belastungsbedingte Rollenkonflikte können ebenfalls auftreten. Diese entstehen, wenn die Belastungen zum Beispiel bei der Arbeit so groß sind, dass man keine Kraft mehr hat, die Anforderungen der anderen Rolle zu erfüllen. Die letzte Art eines Rollenkonflikts ist der Verhaltensbedingte Rollenkonflikt. Bei diesem kommt es dazu, dass das Verhalten einer Rolle es unmöglich macht, das Verhalten einer anderen Rolle zu erfüllen. [63]

3.5 Praxisbeispiel – Berufstätige und studierende Mutter

Das Setzen von Prioritäten spielt in jedem Leben eine Rolle. Egal ob berufstätig, studierend oder im Familienleben. Im Hinblick auf die Aufgabenstellung wird auf eine berufstätige und gleichzeitig fernstudierende Mutter eingegangen und die herausgearbeiteten Aspekte werden übertragen.

Ein Fernstudium neben der beruflichen Karriere und der Familie ist eine große Aufgabe und eine hohe Belastung sowohl für den Fernstudierenden als auch für die Menschen um ihn herum. Allerdings hat die Person mit dem Studium die Möglichkeit, sich weiterzuentwickeln und sich für einen besseren Job zu qualifizieren. Auf der anderen Seite ist es auch wichtig zu arbeiten, da Geld benötigt wird, um für sich und seine Familie zu sorgen. Die Person muss täglich Prioritäten setzen und sowohl den Job als auch das Studium und die Rolle als Elternteil erfolgreich absolvieren. Auf der einen Seite muss die betroffene Person arbeiten gehen und dort präsent sein, sowie zusätzlich für das Studium lernen und Termine einhalten. Auf der anderen Seite möchte die Person ihren Kindern sowie dem Partner genug Zeit widmen und die Beziehungen pflegen. Eine Work-Life-Balance muss geschaffen werden, um ausgeglichener zu sein.

Es kommt bei einer berufstätigen und studierenden Person, welche zudem auch noch eine Familie hat, häufig zu verschiedenen Rollenkonflikten. Es ist schwer, jeder Rolle

---

[62] Vgl. Spiegl (2017), S.73
[63] Vgl. Greenhaus, Beutel (1985), S.77-82

gerecht zu werden, und alle Anforderungen der jeweiligen Rollen zu erfüllen. Beide Elternteile müssen darauf achten, dass die Kinder betreut sind, während sie arbeiten. Wenn das Kind noch im Kindergartenalter ist, müssen die Eltern dafür sorgen, dass das Kind im Kindergarten oder von einer Tagesmutter betreut werden kann, damit die Eltern tagsüber zur Arbeit gehen können, da es in den meisten Berufen so ist, dass man morgens anfängt zu arbeiten. Ansonsten kann es auch sein, dass das Kind auch schon zur Schule geht. In beiden Fällen muss dafür gesorgt werden, dass die Kinder weggebracht und abgeholt werden können. Natürlich gibt es auch abweichende Arbeitszeiten, bei denen sich die Eltern abwechseln können, allerdings gehen wir in diesem Beispiel davon aus, dass es sich um Berufe handelt, bei denen man früh zur Arbeit geht. Nachmittags kann es dann zu den oben beschriebenen Rollenkonflikten führen und es kann der Mutter schwer fallen die Prioritäten richtig zu setzen. Die Mutter hat für das Studium zu lernen aber muss sich auch um die Kinder sowie den Haushalt kümmern. Nicht zu vernachlässigen ist die Beziehung zu ihrem Mann, die ebenfalls gepflegt werden muss. In diesem Beispiel ist es sehr schwer für die Familienmutter zu entscheiden, was vor geht. Wichtig ist hierbei, dass beide Elternteile sich absprechen und gemeinsam eine Lösung für den Alltag finden, sodass es zu möglichst wenigen. Rollenkonflikten im Leben der Mutter kommt.

Literaturverzeichnis

Arenberg, P. (2015). Kreativitäts- und Präsentationstechniken (4.Auflage). Riedlingen: Studienbrief der SRH Fernhochschule.

Arenberg, P. (2018). Selbst- und Zeitmanagement (1. Auflage). Riedlingen: Studienbrief der SRH Fernhochschule.

Brandstätter, V., Schüler, J., Puca, R. M. & Lozo, L. (2013). Motivation und Emotion. Allgemeine Psychologie für Bachelor. Berlin: Springer.

Förstermann, T., Löffler, A. (2020). Leitfaden zur Erstellung von wissenschaftlichen Präsentationen. Berlin: Freie Universität Berlin.

Greenhaus, J. H. & Beutell, N. J. (1985). Sources of Conflict between Work and Family Roles. The Academy of Management Review

Grytzmann, O., Lexa, C. (2021). So gewinnen Gründer ihre Pitches. Wiesbaden: Springer Gabler.

Hüttmann, A. (2018). Erfolgreiche Präsentationen mit PowerPoint. Wiesbaden: Springer Gabler.

Jenny, B. (2019). Das Wissen für eine erfolgreiche Karriere - Projektmanagement (3.Auflage). Zürich: vdf Hochschulverlag AG an der ETH Zürich.

Klein, S. (2014), Zeit: Der Stoff, aus dem das Leben ist. Eine Gebrauchsanleitung, 2. Auflage, Deutschland.

Plattner, I. E. (1990). Zeitbewußtsein und Lebensgeschichte: Theoretische und methodische Überlegungen zur Erfassung des Zeitbewußtseins (1. Auflage). Heidelberg: Asanger.

Sammer, P. (2014). Storytelling. Köln: O´Reilly

Spiegl, J. (Hrsg.) (2017). Vereinbarkeit von Beruf und familiären Sorgepflichten - Grenzen, Möglichkeiten und Perspektiven für Person – Familie – Organisation. Wiesbaden: Springer Gabler

Storch, M. & Krause, F. (2017). Selbstmanagement – ressourcenorientiert - Grundlagen und Trainingsmanual für die Arbeit mit dem Zürcher Ressourcen Modell (ZRM). Bern: Hogrefe

Renz, K.C. (2013). Das 1x1 der Präsentation – Für Schule, Studium und Beruf. Wiesbaden: Springer Gabler.

Weisweiler, S., Dirscherl, B., Braumandl, I. (2013). Zeit- und Selbstmanagement. Berlin Heidelberg: Springer Verlag.

Internetquellen

https://dbs-lin.ruhr-uni-bochum.de/lehreladen/die-lehrenden-im-fokus/praesentation/tipps-und-hinweise-zum-praesentieren-mit-powerpoint/ (Letzter Zugriff am 10.02.2022)

https://kommunalwiki.boell.de/index.php/SMART-Ziele (letzter Zugriff am 12.02.2022)

https://www.weka.ch/themen/fuehrung-kompetenzen/mitarbeiterfuehrung/qualifikation-und-ziele/article/ziele-formulieren-mit-der-smart-formel-klare-ziele-formulieren/ (letzter Zugriff am 12.02.2022)

https://kommunalwiki.boell.de/index.php/SMART-Ziele (letzter Zugriff am 12.02.2022)

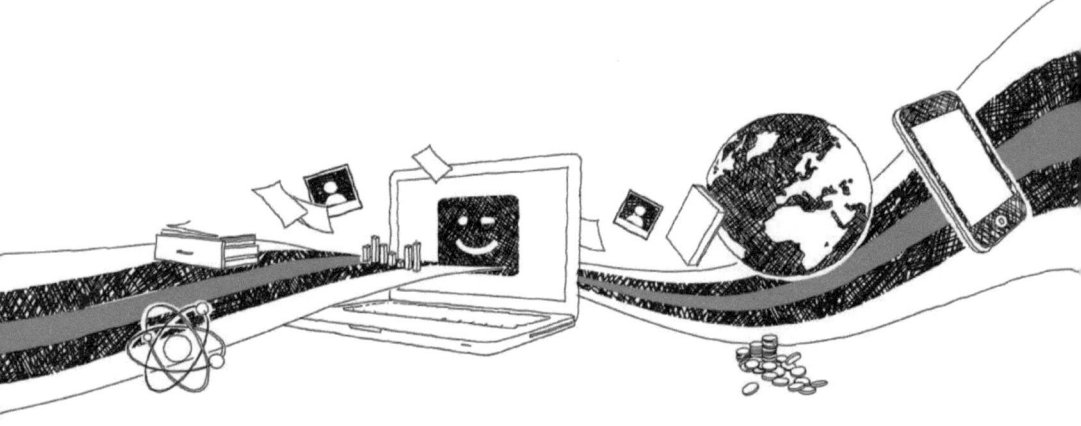
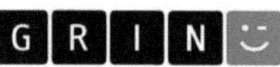